BEI GRIN MACHT SICH IHR
WISSEN BEZAHLT

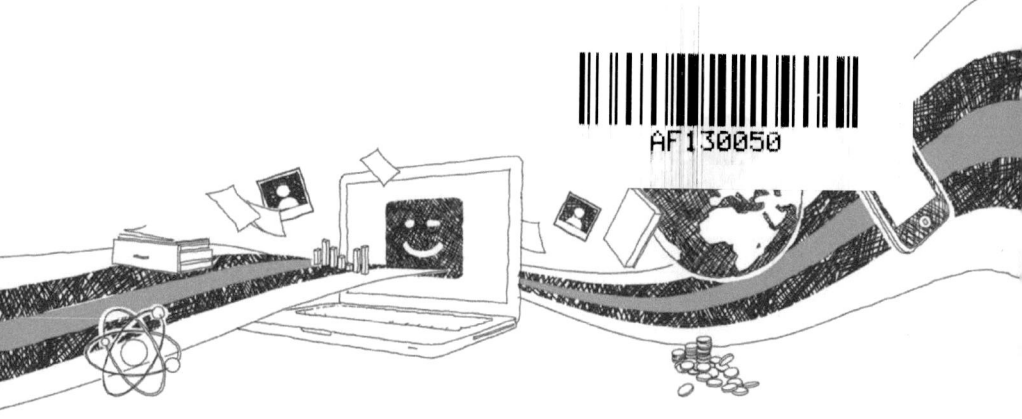

- Wir veröffentlichen Ihre Hausarbeit,
  Bachelor- und Masterarbeit

- Ihr eigenes eBook und Buch -
  weltweit in allen wichtigen Shops

- Verdienen Sie an jedem Verkauf

Jetzt bei www.GRIN.com hochladen
und kostenlos publizieren

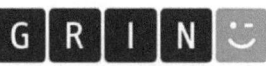

Bibliografische Information der Deutschen Nationalbibliothek:

Die Deutsche Bibliothek verzeichnet diese Publikation in der Deutschen National-
bibliografie; detaillierte bibliografische Daten sind im Internet über http://dnb.d-
nb.de/ abrufbar.

Dieses Werk sowie alle darin enthaltenen einzelnen Beiträge und Abbildungen
sind urheberrechtlich geschützt. Jede Verwertung, die nicht ausdrücklich vom
Urheberrechtsschutz zugelassen ist, bedarf der vorherigen Zustimmung des Verla-
ges. Das gilt insbesondere für Vervielfältigungen, Bearbeitungen, Übersetzungen,
Mikroverfilmungen, Auswertungen durch Datenbanken und für die Einspeicherung
und Verarbeitung in elektronische Systeme. Alle Rechte, auch die des auszugsweisen
Nachdrucks, der fotomechanischen Wiedergabe (einschließlich Mikrokopie) sowie
der Auswertung durch Datenbanken oder ähnliche Einrichtungen, vorbehalten.

Impressum:

Copyright © 2018 GRIN Verlag
Druck und Bindung: Books on Demand GmbH, Norderstedt Germany
ISBN: 9783668854918

Dieses Buch bei GRIN:

https://www.grin.com/document/453485

Anonym

Entwicklung einer Präventionsmaßnahme in Form eines Kursprogramms im Handlungsfeld Bewegungsgewohnheiten gemäß dem Leitfaden Prävention

GRIN Verlag

GRIN - Your knowledge has value

Der GRIN Verlag publiziert seit 1998 wissenschaftliche Arbeiten von Studenten, Hochschullehrern und anderen Akademikern als eBook und gedrucktes Buch. Die Verlagswebsite www.grin.com ist die ideale Plattform zur Veröffentlichung von Hausarbeiten, Abschlussarbeiten, wissenschaftlichen Aufsätzen, Dissertationen und Fachbüchern.

Besuchen Sie uns im Internet:

http://www.grin.com/

http://www.facebook.com/grincom

http://www.twitter.com/grin_com

Deutsche Hochschule für
Prävention und Gesundheitsmanagement
Hermann Neuberger Sportschule 3
66123 Saarbrücken

Bitte Zutreffendes ankreuzen:

_x_   **Hausarbeit**

—   **Skript**

Modul:	Konzepte und Strategien der individuellen Gesundheitsförderung
Studiengang:	Gesundheitsmanagement
Studienort:	Saarbrücken
Aufgabe:	Entwicklung einer Präventionsmaßnahme in Form eines Kursprogramms im Handlungsfeld Bewegungsgewohnheiten gemäß dem Leitfaden Prävention.

Inhaltsverzeichnis

1 Grundlegende Informationen zur Präventionsmaßnahme

1.1 Bezeichnung des Präventionsangebots

Der Titel des geplanten Bewegungsprogramms lautet „Rückenfit".

Begründung der Titelwahl:

Der Titel Rückenfit wurde gewählt, da der Begriff alleine aussagekräftig ist und jeder assoziieren kann, was der Kurs beinhaltet. Es ist offensichtlich, dass es in diesem Kurs um ein Rückentraining geht. Das Wort Rücken"fit" wurde beabsichtigt statt einer Wirbelsäulengymnastik gewählt, da es moderner klingt und der Kurs auch jüngere Leute ansprechen sein soll. Da der Kurs im Rahmen einer primärpräventiven Maßnahme statt findet, geht es darum den Rücken „fit" zu halten.

1.2 Handlungsfeld und Präventionsprinzip

Das gewählte Handlungsfeld gehört gemäß dem Leitfaden Prävention zum Handlungsfeld Bewegungsgewohnheiten (GKV-Spitzenverband, 2017). Das jeweilige Präventionsprinzip lautet: „Vorbeugung und Reduzierung spezieller gesundheitlicher Risiken durch geeignete verhaltens- und gesundheitsorientierte Bewegungsprogramme" (GKV-Spitzenverband, 2017).

1.3 Bedarf

Epidemiologische Daten:

Laut dem statistischen Bundesamt sind Rückenschmerzen die dritthäufgste Hauptdiagnose der „20 häufigsten Hauptdiagnosen in Vorsorge- oder Rehabilitationseinrichtungen 2016 [bei Frauen]" (Statistisches Bundesamt, 2016a). Die Anzahl an Hauptdiagnosen beläuft sich auf 47569 (Statistisches Bundesamt, 2016a).

Bei den Männern sind Rückenschmerzen die fünfthäufigste Hauptdiagnose der 20 häufigsten Hauptdiagnosen in Vorsorge- oder Rehabilitationseinrichtungen 2016" (Statistisches Bundesamt, 2016b). Die Anzahl an Hauptdiagnosen beläuft sich auf 41632 (Statistisches Bundesamt, 2016b).

Mögliche Ursachen und Risikofaktoren (des Gesundheitsproblems):

In einer Online-Umfrage von Statista im Januar 2017 wurden 807 Personen ab 18 Jahren bezüglich der Auslöser ihrer Rückenschmerzen befragt. Die befragten Personen leideten mindestens einmal im Monat an Rückenschmerzen. Insgesamt stellte sich sitzen am Schreibtisch bei der Arbeit mit 34% als häufigste Ursache heraus, dicht gefolgt von zu wenig Sport/zu schwache Muskulatur mit 33%, Körperliche Arbeit mit 32% und Stress mit 25% (Statista, 2017).Weitere Ursachen sind ein Bandscheibenvorfall mit 22%, Übergewicht mit 17%, Psychosomatisch mit 12% und erblich bedingt mit 8% (Statista, 2017).

Mögliche Auswirkungen (des Gesundheitsproblems):

Rückenbeschwerden haben große Auswirkungen auf die Ausfalltage von Arbeitnehmern. „Die meisten Krankheitsfehltage entfielen geschlechtsübergreifend auch im Jahr 2016 wie in den Vorjahren auf „Krankheiten des Muskel-Skelett-Systems und des Bindegewebes", kurz gesprochen auf „Erkrankungen des Bewegungsapparates [...]" (Die Techniker Krankenkasse, 2017, S. 20).

Die Anzahl der Fehltage durch Krankheiten des Muskel-Skelett-Systems im Jahr 2016 betrug bei den Frauen 19,4 Tage und bei den Männern 17,7 Tage (Die Techniker Krankenkasse, 2017, S. 22).

„Von den Gesamtfehlzeiten entfielen 19,1 Prozent auf das Diagnosekapitel „Krankheiten des Muskel-Skelett-Systems" [...], darunter entsprechend 9,0 Prozent aller Fehltage auf „Krankheiten der Wirbelsäule und des Rückens", [...] also auf Rückenbeschwerden im weiteren Sinne (Die Techniker Krankenkasse, 2017, S. 45).

Die entsprechend hohe Zahl an Rückenpatienten wirkt sich auch auf die Kosten des Gesundheitssystems aus. Durch ärztliche Leistungen, Arzneimittel und Krankengeld entstehen hohe Kosten. Allein im Jahr 2016 betrugen die Gesundheitsausgaben in Deutschland 356,5 Milliarden Euro (Gesundheitsberichterstattung des Bundes, 2018). Dies entspricht einer 3,8 prozentigen Steigerung zum Vorjahr 2015. (Statistisches Bundesamt, 2018)

1.4 Wirksamkeit

Tab. 1 Wirksamkeit der geplanten Präventionsmaßnahme, Systematischer Review

Vollständiger bibliografischer Nachweis	Lühmann, D., Burkhardt-Hammer, T., Stoll, S., & Raspe, H. (2006). *Prävention rezidiver Rückenschmerzen - Präventionsmaßnahmen in der Arbeitsplatzumgebung* (1. Auflage). Köln: Deutsches Institut für Medizinische Dokumentation und Information. Abgerufen am 18. April 2018 von https://portal.dimdi.de/de/hta/hta_berichte/hta134_bericht_de.pdf
Darstellung der zentralen Ergebnisse	Untersucht wurden sechs kontrollierte Studien zu körperlichen Übungsprogrammen und ihren Auswirkungen im Bereich der Primärprävention. Der systematische Review beinhaltet vier randomisierte kontrollierte Studien und zwei nicht randomisierte kontrollierte Studien. **Ergebnis 1:** „Zwei Studien finden signifikant positive Effekte körperlicher Übungsprogramme auf Fehlzeiten wegen Rückenschmerzen" (Lühmann, Burkhardt-Hammer, Stoll, & Raspe, 2006, S. 37). **Ergebnis 2:** „Signifikante Kosteneinsparungen durch die Teilnahme an körperlichen Übungsprogrammen werden ebenfalls in zwei Studien gefunden" (Lühmann, Burkhardt-Hammer, Stoll, & Raspe, 2006, S. 37). **Ergebnis 3:** „In drei Studien werden in den Interventionsgruppen im Vergleich zu den Kontrollen signifikant niedrigere Inzidenzen von Rückenschmerzepisoden berichtet" (Lühmann, Burkhardt-Hammer, Stoll, & Raspe, 2006, S. 37).
Erläuterung der Bedeutung der Studienergebnisse für die geplante Präventionsmaßnahme	„Vorbeugende Ansätze zur Minderung der Krankheitslast gewinnen [...] sowohl an ökonomischer als auch sozialer Bedeutung. Nur wenn präventive und gesundheitsfördernde Strategien zu einem selbstverständlichen Bestandteil des medizinischen Versorgungssystems und ärztlicher Arbeit werden, können die sozialen und ökonomischen Herausforderungen des veränderten Krankheitsspektrums bewältigt werden" (Klotz, Haisch, & Hurrelmann, 2006). Die oben dargestellten zentralen Ergebnisse belegen die positiven Wirkungen eines Übungsprogramms. Das geplante Kurskonzept soll sich ebenfalls positiv auf die Gesundheit des Rückens und die ökonomischen Folgen von Rückenschmerzen auswirken.

1.5 Zielgruppe

Tab. 2 Beschreibung der Zielgruppe der Präventionsmaßnahme Rückenfit

Geschlecht	Weiblich & Männlich
Alter	18 bis 55 Jahre
Bildungsgrad / Schulabschluss	Offen für jeglichen Bildungsgrad / Schulabschluss
Berufliche Stellung	Angestelltenverhältnis ohne Führungsposition
BMI	18,5 bis 29,9
Bewegungsverhalten	meist sitzende Aktivitäten in Freizeit & Berufsleben
Ernährungsgewohnheiten	Gesunde ausgewogene Ernährung
Alkohol- und Tabakkonsum	Kein Tabakkonsum, maximal 1 Glas Alkohol am Tag (bis 0,25ml & unter 12 Promille)
Stressbelastungen	Mittlere Stressbelastungsintensität
Eventuell bestehende Beschwerden	Seltenst auftretende kleine Muskelverspannungen in der Wirbelsäulenregion ohne große Auswirkungen.
Kontraindikationen	Akute Schmerzen an der Wirbelsäule, Schlecht eingestellte Hypertonie, Hypertonie Stufe 3, Adipositas Stufe 1 bis 3

1.6 Ziele der Maßnahme

Ziel 1: Erhöhung der täglichen Bewegung auf mindestens 5000 Schritte pro Tag in acht Wochen.

Begründung Ziel 1:

Die Zielgruppe des Kurskonzepts ist für Teilnehmer festgelegt worden, die in Freizeit und Beruf meist sitzende Tätigkeiten ausüben. Die unter 1.3 dargestellte Online-Umfrage analysierte als häufigste Ursache für Rückenschmerzen (34%) „sitzen am Schreibtisch bei der Arbeit" (Statista, 2017). Die Erhöhung der täglichen Bewegung soll als körperlicher Ausgleich dafür dienen und die Teilnehmer anregen ihre Freizeit aktiver zu gestalten.

Ziel 2: Rückgang der seltenst auftretenden kleinen Muskelverspannungen in der Wirbelsäulenregion um eine Stufe auf der Numerischen Rating Skala.

Begründung Ziel 2:

Teilnehmer, die ab und zu kleine auftretende Muskelverspannungen im Bereich der Wirbelsäule aufweisen sind kein Ausschlusskriterium des Präventionsangebots.

„Bei der Primärprävention geht es um den Erhalt der Gesundheit bzw. Vorbeugung von Krankheiten. Sie setzt ein, bevor eine Schädigung, Krankheit oder regelwidriges Verhalten eintritt und sucht nach den Ursachen und Risikofaktoren, die dazu führen könnten. Sie richtet sich an jeden gesunden Menschen" (Deutsche Gesellschaft für Nährstoffmedizin und Prävention e. V., 2017).

Stärke Muskelverspannungen im Bereich der Wirbelsäule können zu Rückenschmerzen führen. Um diesen Risikofaktor zu minimieren, wird der Rückgang seltenst auftretender kleiner Muskelverspannungen in der Wirbelsäulenregion angestrebt. In 1.4 wurde ebenfalls erläutert, dass „In drei Studien […] in den Interventionsgruppen im Vergleich zu den Kontrollen signifikant niedrigere Inzidenzen von Rückenschmerzepisoden berichtet [werden]" (Lühmann, Burkhardt-Hammer, Stoll, & Raspe, 2006, S. 37).

Ziel 3: Verbesserung der rumpfstabilisierenden Muskulatur gemessen an der statischen Übung „Plank". Jeder Teilnehmer steigert seine statisch gehaltene Zeit während der Übung „Plank" in 8 Wochen um 10 Sekunden.

Begründung Ziel 3:

Die unter 1.3 dargestellte Online-Umfrage analysierte als zweithäufigste Ursache für Rückenschmerzen (33%) „zu wenig Sport/zu schwache Muskulatur" (Statista, 2017). Als Erhebungsmethode wurde die statische Übung „Plank" ausgesucht, die primär die rumpfstabilisierende Muskulatur beansprucht. Aufgrund der dargestellten negativen Auswirkungen von unausgeprägter Muskulatur auf Rückenschmerzen, ist eines der Ziele des Präventionsangebots, die Muskulatur im Rumpfbereich zu kräftigen, um so präventiv Rückenbeschwerden vorzubeugen.

2 Inhaltlich-organisatorische Grobplanung des Kursprogramms

Tab. 3 inhaltlich-organisatorische Grobplanung des Kursprogramms Rückenfit

Kursinhalte	Durchführung verschiedener Übungen zur Kräftigung der rumpfstabilisierenden Muskulatur. Vorträge, die zum theoretischen Verständnis der Wirbelsäule dienen und weshalb Bewegung so wichtig ist. Durch entsprechende Übungen soll die eigene Körperwahrnehmung verbessert werden.
Kursdauer	8 Wochen
Kurseinheiten	Eine Kurseinheit pro Woche, Eine Kurseinheit dauert 60 Minuten
Zeitaufteilung Information / Praxis	Praxis: 50 min Information: 10 min
Teilnehmerzahl	Max. 12 Teilnehmer
Benötigte Ressourcen	**Räumlichkeiten**: großer und heller Gymnastikraum und ein Vortragsraum mit Stühlen **Trainingsgeräte**: Gymnastikmatten, Gymnastikbälle, Therabänder, Kurzhanteln, Blackrolls, Therapiekreisel **Medien**: Laptop, Beamer, PowerPoint-Präsentationen **Hilfsmittel**: große Spiegel, Timer, CD, Musikbox **Teilnehmerunterlagen**: Handout mit Übungen für zu Hause
Kursleiter	Bachelor of Arts Gesundheitsmanagement an der DHfPG mit Zusatzqualifikation Wirbelsäulengymnastik Trainer
Kursanbieter	Name: SV Engen Art der Einrichtung: Sportverein Positionierung: Einziger Präventionskursanbieter im Umkreis von 15km

Begründung der Kursinhalte:

Das Kursprogramm soll zur Kräftigung der rumpfstabilisierenden Muskulatur durch verschiedene Übungsformen führen. Die Zielgruppe des Kursprogramms wurde für Teilnehmer mit meist sitzenden Aktivitäten in Freizeit & Berufsleben festgelegt. „Durch das ständige Sitzen erschlafft die Rumpfmuskulatur und sie verliert ihre stützende Funktion für die Wirbelsäule. Ohnehin ist der Belastungsdruck der Bandscheiben im Sitzen ca. 1,5 mal so groß wie im Stehen, bei vorgebeugter Haltung fast doppelt so groß" (Universität Bremen). Durch die Kräftigung der rumpfstabilisierenden Muskulatur sollen Rückenbeschwerden durch zu häufiges Sitzen präventiv angegangen werden. Ebenfalls wurde in 1.4 dargestellt, dass „In drei Studien [...] in den Interventionsgruppen im Vergleich zu den Kontrollen signifikant niedrigere Inzidenzen von Rückenschmerzepisoden berichtet [worden ist]" (Lühmann, Burkhardt-Hammer, Stoll, & Raspe, 2006, S. 37). In 1.6 ist eines der Maßnahmenziele, die rumpfstabilisierende Muskulatur zu kräftigen.

Im Kursprogramm sind kurze Vorträge enthalten, die zum theoretischen Verständnis der Wirbelsäule dienen sollen und verständlich machen sollen, weshalb Bewegung so wichtig ist. Zuvor wurden die negativen Effekte des Sitzens auf die Rumpfmuskulatur und Wirbelsäule genannt. Die kurzen Vorträge sollen zur Aufklärung der Teilnehmer dienen und diese motivieren, ihre tägliche Bewegung zu erhöhen. In 1.6 ist eines der Maßnahmenziele nach 8 Wochen die tägliche Bewegung auf 5000 Schritte pro Tag zu erhöhen.

Ein weiterer Inhalt des Kursprogramms ist die Verbesserung der eigenen Körperwahrnehmung durch entsprechende Übungen. Wird die Körperwahrnehmung verbessert, so wird ebenfalls die Körperhaltung geschult. Diese ist entscheidend bei erhöhtem Sitzverhalten. Durch eine gesunde Körperhaltung kann auch die Anzahl bzw. Stärke der seltenst auftretenden kleinen Muskelverspannungen in der Wirbelsäulenregion zurückgehen (Maßnahmenziel in 1.6). Diese können auch durch nicht ergonomisches Sitzverhalten entstehen.

3 Inhaltlich-methodische Detailplanung des Kursprogramms

Tab. 4 Inhaltlich-methodische Detailplanung des Kursprogramms „Rückenfit"

	KE			
2	KE 2	Trainingsstunde mit dem Gymnastikball zur Verbesserung der Körperwahrnehmung und -haltung	T: Vermittlung einer physiologisch gesunden Körperhaltung. P: Wahrnehmung und Verbesserung der eigenen Körperhaltung.	T: Aufzeigen einer physiologisch gesunden Körperhaltung anhand einer PowerPoint-Präsentation. Beobachtung und Analyse der eigenen Körperhaltung durch einen Spiegel. P: Durchführung von verschiedenen Übungen auf dem Gymnastikball. Teilnehmer und Kursleiter achten speziell auf die Körperhaltung während der Übungen. Beispiele für Übungen: Hüpfen mit aufrechter Körperposition, Prellen in unterschiedlichen Varianten, Butterfly Reverse vorgebeugt, usw.	O: Blockaufstellung. M: Beamer, PowerPoint, Laptop, große Spiegel, H: Gymnastikball, Gymnastikmatte
1	KE 1	Einführung in die Thematik und Kennenlernen einfacher Übungen für zu Hause	T: Theoretisches Verständnis für Wichtigkeit und Sinn der Übungen schaffen. P: Kennenlernen, verstehen und spüren wo entsprechende Muskeln beansprucht werden.	T: Besprechung des Handouts mit Übungen für zu Hause. Erläuterung warum Muskulatur im Rumpfbereich wichtig für die Wirbelsäule ist und welche Muskeln es im Rumpfbereich gibt. P: Durchführung der Übungen vom Handout. Der Kursleiter weist speziell darauf hin wo die Übungen wirken, damit die Teilnehmer besser spüren können wo die Übungen wirken. z. B. Bauchcrunch: gerade Bauchmuskulatur; Schwimmer in Bauchlage: primär autochthone Rückenmuskulatur, usw.	O: Blockaufstellung, M: Handout, H: Gymnastikmatten

5	4	3
KE 5	KE 4	KE 3
Kraftausdauertraining mit den Kurzhanteln	Ganzkörpertraining mit dem Theraband	Mobilisations- und Beweglichkeitstraining
T: Erlenen von Grundkenntnissen zum Thema Kraftausdauer. P: Verbesserung der Kraftausdauer und Gewöhnung an das Hilfsgerät Kurzhantel.	T: Das grobe Zusammenspiel der Muskeln verstehen. P: Verbesserung der Kraftausdauer und Körperstabilisation.	T: Verstständnis für Wichtigkeit der Beweglichkeit auf die Wirbelsäule schaffen. P: Erlenen von Dehn- und Mobilisationsübungen.
T: Informationen anhand einer PowerPoint-Präsentation über Kraftausdauertraining (Definition Kraftausdauer, Effekte des Trainings, usw.) P: Kräftigung der Schulter-, Nacken-, Rücken-, Bauch-, Brust- und Gesäßmuskulatur. Beispiele für Übungen: Rudern, Butterfly Reverse (vorgebeugt), Fronheben, Kreuzheben, Nackendrücken, Bankdrücken (auf der Gymnastikmatte), Pullover.	T: Erläuterung anhand einer PowerPoint-Präsentation, warum es wichtig ist, den ganzen Körper zu trainieren. Erklärung von Zusammenhängen der Muskulatur. Ansprechen, dass nicht nur Rücken, sondern auch Bauch- und Brusttraining wichtig sind. P: Die Durchführung mit dem Theraband erfolgt alleine und in Partnerübungen. Beispiele für Übungen: Seitheben, Außenrotation Schultergelenk, Rotation der Wirbelsäule, Oberschenkelabspreizende Übungen, Übungen für die Oberschenkelstreckende Muskulatur.	T: Aufzeigen aller möglichen Bewegungsrichtungen der Wirbelsäule anhand einer PowerPoint Präsentation. Erklärung von Effekten des Dehnens und was beim Dehnen muskulär passiert. P: Erlenen und Durchführen verschiedener Dehn- und Mobilisationsübungen. Primär Dehnung von: gerader Bauchmuskel, schräger innerer und äußerer Bauchmuskel, autochthone Rückenmuskulatur, Deltamuskel, großer Brustmuskel, Trapezmuskel, großer, mittlerer und kleiner Gesäßmuskel.
O: Blockaufstellung, M: Beamer, PowerPoint, Laptop, H: Gymnastikmatten, Kurzhanteln mit verschiedenen Gewichten	O: Blockaufstellung, M: Beamer, PowerPoint, Laptop, H: Theraband, Gymnastikmatte	O: Kreisformation, M: Beamer, PowerPoint, Laptop, H: Gymnastikmatte

Woche	8	7	6
Kurseinheit	KE 8	KE 7	KE 6
Hauptthema der Kurseinheit	Gleichgewichtstraining mit dem Therapiekreisel	Faszientraining mit der Blackroll	Verbesserung der Kraftausdauer im Zirkeltraining
Lernziele (T: Theorie, P: Praxis)	T: Verständnis der Teilnehmer warum Gleichgewicht und propriozeptives Training wichtig ist. P: Verbesserung des Gleichgewichts, Haltungsschulung auf wackeligem Untergrund.	T: Teilnehmer sollen verstehen, was Faszien sind, durch welche Ursachen sie verkleben können und was mit der Blackroll dagegen getan werden kann. P: Lockerung der eigenen Faszien. Übungen für Zuhause lernen.	T: theoretisches Verständnis des Zirkeltrainings. P: Verbesserung der Kraftausdauer an verschiedenen Stationen des Kraftausdauerzirkels..
Lerninhalte (T: Theorie, P: Praxis)	T: Erklärung anhand einer PowerPoint Präsentation was beim Gleichgewichtstraining im Körper passiert. Positive Effekte eines Gleichgewochtstrainings aufzählen. Vorstellung des Therapiekreisels. P: Durchführung verschiedener Übungen auf dem Therapiekreisel. z.B. mit den Füßen drauf stehen. Kniebeugen, Unterarmstütz auf dem Therapiekreisel, Liegestützpotition mit den Händen seitlich am Therapiekreisel, usw.	T: Erklärung, anhand einer PowerPoint Präsentation, was Faszien sind, welche Ursachen zu Verklebungen führen können und wie diese gelöst werden. In der PowerPoint Präsentation gibt es viele Bilder, die zur einfachen Verständlichkeit dienen. P: Durchführung verschiedener Übungen auf der Blackroll. Es wird pro Übung 15-mal langsam über die Blackroll gerollt. Da die Muskulatur im Körper bekanntlich in Ketten arbeitet, wird der ganze Körper gerollt. Gerollt werden: Wadenmuskulatur, Oberschenkelrückseite, Gesäßmuskulatur, Oberschenkelinnenseite, Oberschenkelvorderseite, Oberschenkelaußenseite, Schienbeinmuskulatur, unterer Rückenbereich, oberer Rückenbereich, Nackenbereich	T: Erklärung anhand einer PowerPoint, was ein Zirkeltraining ist. Aufzeigen von Unterschieden zum Stationstraining. Bedeutende Vorteile im Vergleich zum Stationstraining erläutern. P: Für 12 Teilnehmer gibt es 6 Stationen, die gemeinsam mit einem Partner durchgeführt werden. Das Zeitintervall besteht aus 60 Sekunden Training und 60 Sekunden Pause zum Stationswechsel. Während dem Hauptteil der Stunde werden 2 Zirkelrunden durchgeführt. Übungen an den Stationen: 1. Gleichgewicht auf dem Wackelbrett halten 2. Oberkörper anheben in Bauchlage auf dem Gymnastikball 3. Seitheben mit der Kurzhantel 4. Theraband Rudern mit dem Partner 5. Redondo Ball in Rückenlage zum Partner werfen, der gegenüber liegt. 6. Bein Abduktion mit dem Theraband
Umsetzungsaspekte (O: Organisationsform, M: Medien, H: Hilfsmittel)	O: Blockformation M: Beamer, PowerPoint, Laptop H: Therapiekreisel	O: Kreisformation M: Beamer, PowerPoint, Laptop H: Gymnastikmatten, Blackrolls	O: Kreisformation, M: Beamer, PowerPoint, Laptop, H: Timer, CD, Box, Gymnastikmatten, Kurzhanteln, Therabänder, Wackelbretter, Gymnastikbälle, Redondo Bälle

4   Dokumentation und Evaluation des Kursprogramms

Tab. 5 Kursevaluation Rückenfit

Übergeordnetes Kursziel	Messbares Interventionsziel	Zielindikator	Erhebungsmethode	Erhebungsinstrument	Messzeitpunkte (t)
Reduktion von Bewegungsmangel	Erhöhung der täglichen Aktivität auf 5000 Schritte	Gemessene Schritte anhand des Schrittzählers, der direkt nach dem Aufstehen getragen wird und erst wieder beim Zubettgehen abgelegt wird.	Messung	Schrittzähler	T0 = 1 Woche vor Kursbeginn T1 = Vierte Woche des 8 wöchentlichen Kursprogramms (KE4) T2 = letzte Kurseinheit des 8 wöchentlichen Programms (KE8)
Rückgang verspannter Muskulatur	Rückgang der seltenst auftretenden kleinen Muskelverspannungen in der Wirbelsäulenregion um eine Stufe auf der Numerischen Rating Skala	Rückgang um eine Stufe (eine Zahl) auf der Numerischen Rating Skala	Standardisierte, schriftliche Befragung	Numerische Rating Skala	T0 = 1 Woche vor Kursbeginn T1 = letzte Kurseinheit des 8 wöchentlichen Programms (KE8)
Verbesserung der Rumpfstabilisierenden Muskulatur	Steigerung der gehaltenen Zeit während der statischen Übung „Plank" um 10 Sekunden.	Gemessene Zeit anhand der richtig ausgeführten Übung „Plank".	Messung	Stoppuhr	T0 = 1 Woche vor Kursbeginn T1 = letzte Kurseinheit des 8 wöchentlichen Programms (KE8)

13/17

5   Literaturverzeichnis

Deutsche Gesellschaft für Nährstoffmedizin und Prävention e. V.. (Hrsg.). (2017). *Definition der Präventionsmedizin.* Abgerufen am 22. April 2018 von https://www.dgnp.de/wir-ueber-uns/definition-der-praeventionsmedizin.html

Die Techniker Krankenkasse. (Hrsg). (2017). *Gesundheitsreport. Weitere Auswertungen zu Arbeitsunfähigkeiten.* Abgerufen am 17. April 2018 von https://www.tk.de/centaurus/servlet/contentblob/942842/Datei/63887/Report-AU-Zeiten.pdf

Gesundheitsberichterstattung des Bundes. (Hrsg.). (15. Februar 2018). *Gesundheitsausgaben in Deutschland in Mio. €.* Abgerufen am 8. Mai 2018 von http://www.gbe-bund.de/oowa921-install/servlet/oowa/aw92/dboowasys921.xwdevkit/xwd_init?gbe.isgbetol/xs_sta rt_neu/&p_aid=i&p_aid=69139388&nummer=322&p_sprache=D&p_indsp=-&p_aid=89586705

GKV-Spitzenverband. (Hrsg.). (27. November 2017). *Leitfaden Prävention. Leistungen zur individuellen verhaltensbezogenen Prävention nach § 20 Abs. 4 Nr. 1 SGB V. Kapitel 5.* Abgerufen am 17. April 2018 von https://www.gkv-spitzenverband.de/media/dokumente/krankenversicherung_1/praevention__selbs thilfe__beratung/praevention/praevention_leitfaden/2017_3/Leitfaden_Praventio n_12-2017_P170262_final_V.pdf

Klotz, T., Haisch, J., & Hurrelmann, K. (10. März 2006). *Prävention und Gesundheits-förderung: Ziel ist anhaltend hohe Lebensqualität.* Deutsches Ärzteblatt International, Jg.103 Heft 10.

Lühmann, D., Burkhardt-Hammer, T., Stoll, S., & Raspe, H. (2006). *Prävention rezidiver Rückenschmerzen - Präventionsmaßnahmen in der Arbeitsplatzumgebung* (Bd. 1. Auflage). Köln: Deutsches Institut für Medizinische Dokumentation und Information. (Hrsg.). Abgerufen am 18. April 2018 von https://portal.dimdi.de/de/hta/hta_berichte/hta134_bericht_de.pdf

Statista. (Januar 2017). *Was glauben Sie, wodurch Ihre Rückenschmerzen verursacht sind?* In Statista - Das Statistik-Portal. Abgerufen am 17. April 2018 von https://de.statista.com/statistik/daten/studie/668093/umfrage/umfrage-zu-ursachen-von-rueckenschmerzen-in-deutschland-nach-alter/

Statistisches Bundesamt. (Hrsg.). (2016a). *Die 20 häufigsten Hauptdiagnosen bei Frauen.* Abgerufen am 17. April 2018 von

https://www.destatis.de/DE/ZahlenFakten/GesellschaftStaat/Gesundheit/Vorsorg

eRehabilitationseinrichtungen/Tabellen/Reha_DiagnosenWeiblich.html

Statistisches Bundesamt. (Hrsg.). (2016b). *Die 20 häufigsten Hauptdiagnosen bei Männern.* Abgerufen am 17. April 2018 von https://www.destatis.de/DE/ZahlenFakten/GesellschaftStaat/Gesundheit/Vorsorg

eRehabilitationseinrichtungen/Tabellen/Reha_DiagnosenMaennlich.html

Statistisches Bundesamt. (Hrsg.). (2. Februar 2018). *Gesundheitsausgaben pro Tag überschreiten Milliardengrenze.* Abgerufen am 8. Mai 2018 von https://www.destatis.de/DE/PresseService/Presse/Pressemitteilungen/2018/02/P

D18_050_23611.html

Universität Bremen. (Hrsg.). (n.D.). *Langes Sitzen.* Abgerufen am 2. Mai 2018 von http://www.iaw.uni-bremen.de/ergo-time/seiten/pageskap1/5blanges_sitzen.htm

6 Tabellenverzeichnis

Anhang

Anhang 1:

Darstellung der standartisierten, schriftlichen Befragung aus Aufgabe 4.

Präventionskurs Rückenfit – schriftliche Befragung

Vorname: ....

Nachname: ....

1) Haben Sie in den letzten 12 Monaten Muskelverspannungen im Bereich der Wirbelsäule gehabt? Bitte kreuzen Sie die für sich zutreffende Antwort an.

      O Ja   O Nein

2) Bitte kreuzen Sie die Schmerzstärke, der Muskelverspannungen im Bereich der Wirbelsäule auf der folgenden Numerischen Rating Skala an.

0	1	2	3	4	5	6	7	8	9	10

Kein
Schmerz

stärkster
vorstellbarer
Schmerz

BEI GRIN MACHT SICH IHR WISSEN BEZAHLT

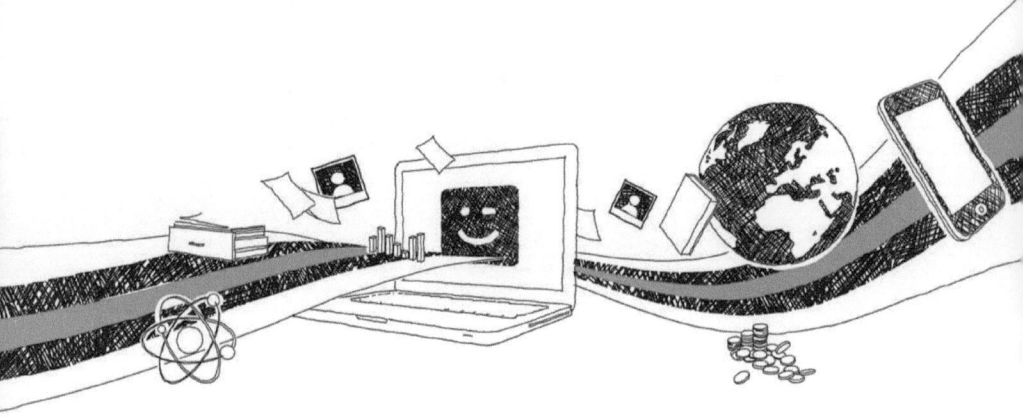

- Wir veröffentlichen Ihre Hausarbeit,
  Bachelor- und Masterarbeit

- Ihr eigenes eBook und Buch -
  weltweit in allen wichtigen Shops

- Verdienen Sie an jedem Verkauf

Jetzt bei www.GRIN.com hochladen und kostenlos publizieren

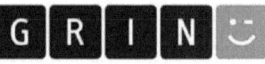